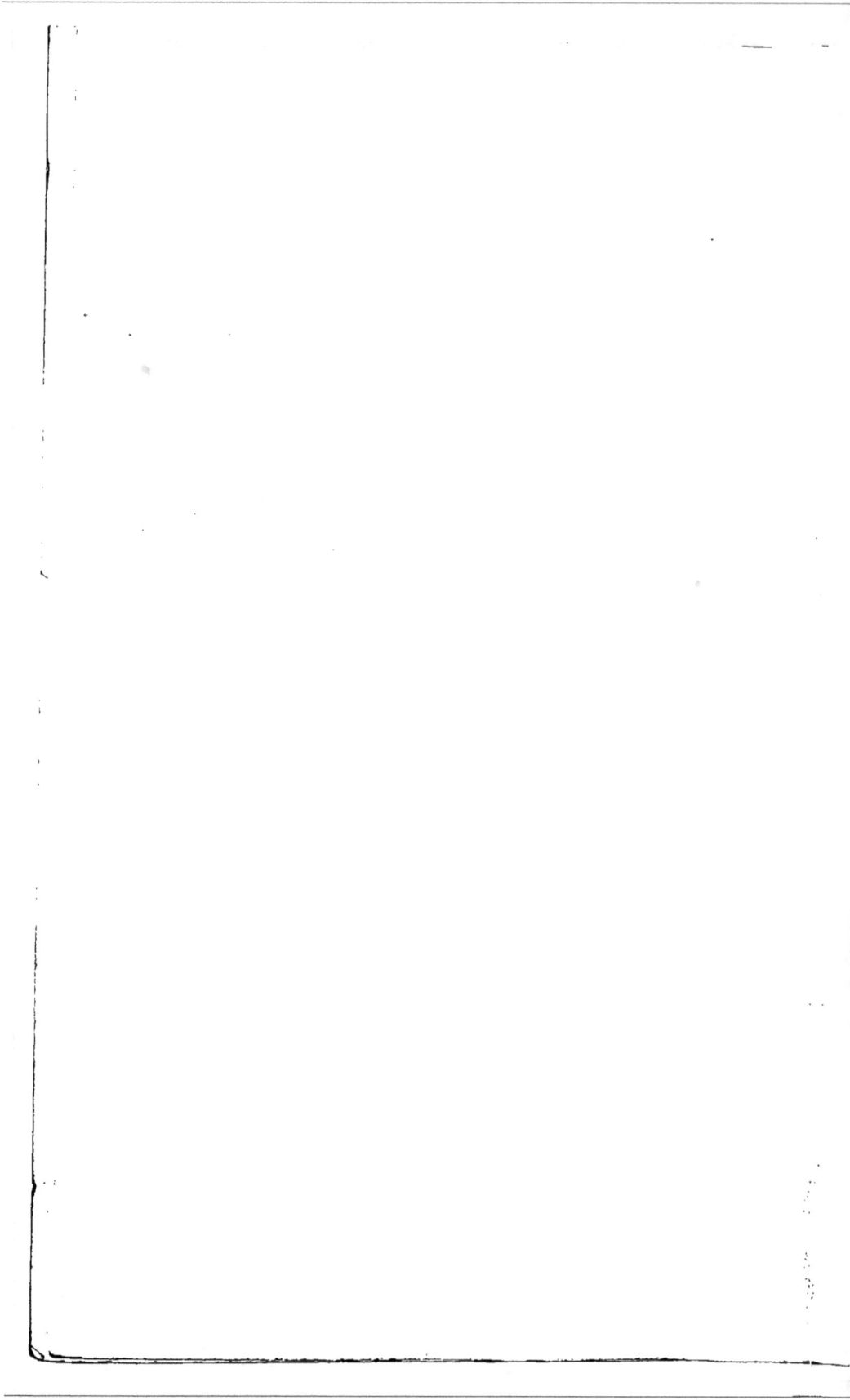

APERÇU

COMPARATIF ET PHILOSOPHIQUE

SUR

LES OS DE L'AVANT-BRAS,

PAR A. LAVOCAT,

Professeur à l'École impériale vétérinaire de Toulouse, Membre
de l'Académie impériale des Sciences, Inscriptions
et Belles-lettres de la même ville, etc.

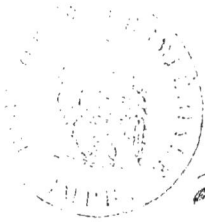

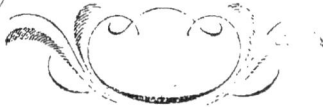

TOULOUSE,

IMPRIMERIE DE JEAN-MATTHIEU DOULADOURE,

RUE SAINT-ROME, 41.

1855.

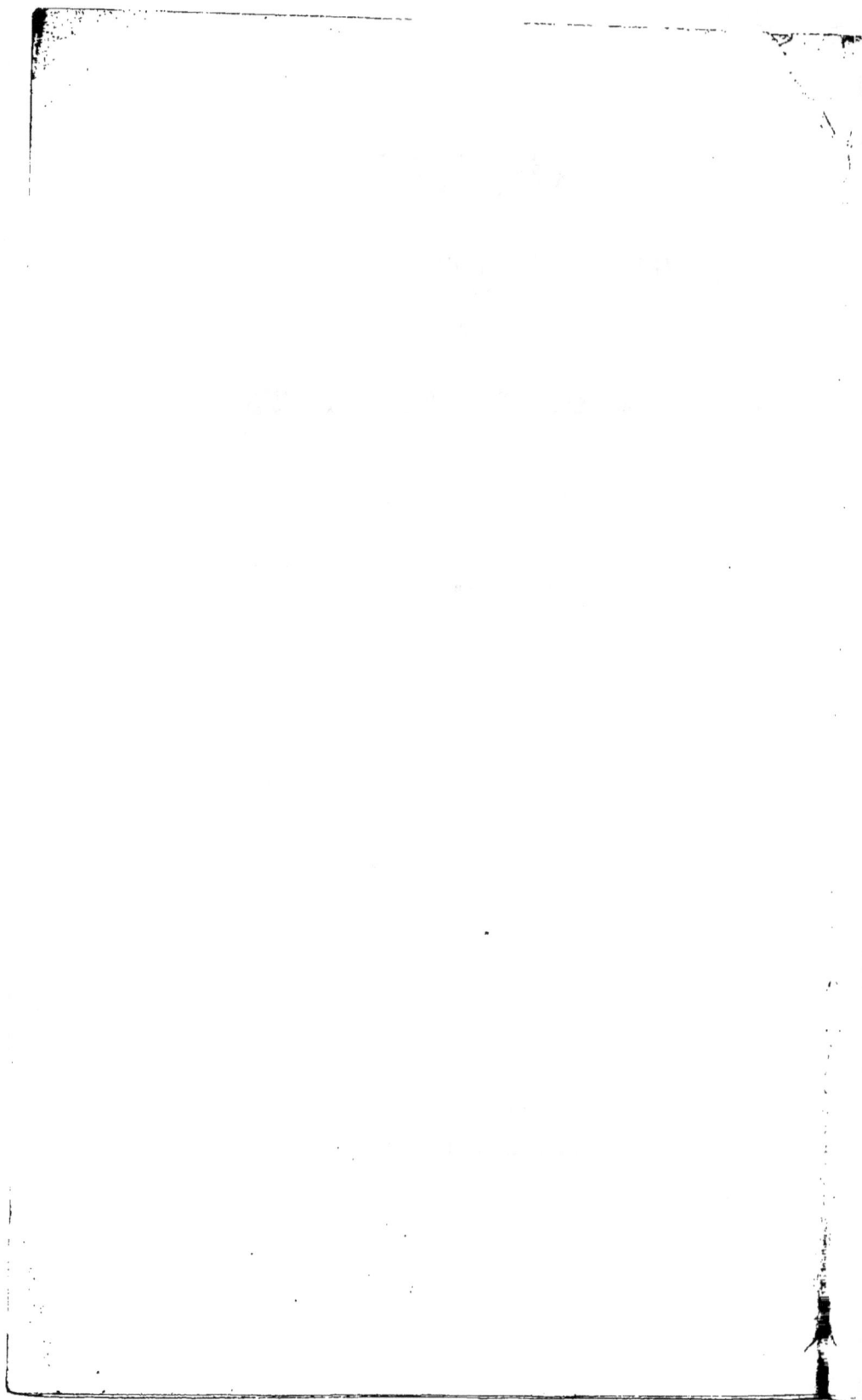

APERÇU

COMPARATIF ET PHILOSOPHIQUE

LES OS DE L'AVANT-BRAS.

I.

L'AVANT-BRAS a pour base deux os : le *radius* et le *cubitus*.

Le *radius* est ainsi nommé, parce qu'à la manière d'un rayon mobile, il peut tourner d'une certaine quantité autour du cubitus, lors des mouvements de pronation et de supination, qui ne sont donnés qu'à l'homme et aux mammifères supérieurs.

Quant au *cubitus* (autrefois dit *ulnus*), il a reçu son nom de ce qu'il constitue la base du coude.

Ces deux os ont, chez les quadrupèdes, une direction à peu près verticale, d'autant plus marquée que les membres pectoraux sont plus spécialement des colonnes de soutien. On remarque aussi, dans ce cas, que les deux os de l'avant-bras deviennent presque parallèles, tandis qu'ils se croisent de plus en plus en X, dans les espèces dont les mains peuvent servir à la préhension.

Dans tous les cas, les deux os sont placés l'un au-devant de l'autre, le radius devant le cubitus. Lorsqu'ils sont croisés, leur obliquité est telle que l'extrémité supérieure du radius est externe, et son extrémité inférieure est interne, tandis que l'extrémité supérieure du cubitus est en dedans et l'extrémité inférieure toujours en dehors. Mais lorsque le croisement est moindre ou nul, le cubitus se rapproche du côté externe ; il n'est postérieur qu'en haut : il est externe et postérieur dans le milieu, et tout-à-fait externe à l'extrémité inférieure.

Nom.

Direction.

Disposition.

La situation du cubitus en dehors du radius est donc essentielle et générale. Elle n'est modifiée en haut que pour satisfaire aux exigences fonctionnelles. Et le croisement bien marqué des deux os de l'avant-bras impliquera toujours des mains assez parfaites pour servir à la préhension.

Mobilité. Chez les espèces les mieux organisées, sous ce rapport, les deux os sont écartés et libres : aussi le radius peut-il tourner autour du cubitus de manière à entraîner la face palmaire de la main en avant, par un mouvement dit de *supination*, puis à ramener la main dans sa position primitive et normale, c'est-à-dire la face dorsale en avant, par le mouvement contraire ou de *pronation*. Dans *l'homme*, ces mouvements, très-étendus, sont d'un demi-tour ; dans les *félis*, d'un quart seulement ; et dans beaucoup d'autres espèces (*chien*, *porc*, *lièvre*, etc.)., ils sont très-peu sensibles ou nuls, et la main reste constamment en état de pronation. Chez d'autres encore (*ruminants* et *équidés*), les deux os se soudent presqu'entièrement, et la mobilité est tout-à-fait sacrifiée à la solidité. Mais, dans ce cas, quelle que soit l'atrophie de la partie centrale du cubitus, on voit toujours son extrémité inférieure se renfler et concourir à l'étendue de la surface articulaire sur laquelle jouent les os du carpe.

Volume. La loi de balancement organique s'applique d'une manière remarquable au volume des deux os de l'avant-bras. En général, chez les mammifères, le radius est l'os principal, il est plus fort que le cubitus. Cette différence est plus ou moins prononcée. Lorsqu'elle l'est peu, comme dans *l'homme*, les *singes* et les *chats*, c'est au moins par le volume de l'extrémité inférieure que le radius l'emporte sur le cubitus, tandis que c'est le contraire pour l'extrémité supérieure. Mais dans les espèces inférieures, à radius volumineux et non mobile, l'extrémité supérieure de cet os se renfle aussi et acquiert un volume plus considérable que la partie correspondante du cubitus, afin de supporter plus efficacement le poids du corps.

A ces règles, il y a des exceptions : ainsi, chez le *caméléon*, l'extrémité inférieure du cubitus est plus forte que celle du radius, et, dans l'*éléphant*, le cubitus est plus considérable que le radius. Il en est de même aussi chez les *oiseaux*.

En général, le cubitus est plus long que le radius : il le Dimensions. dépasse par son extrémité supérieure. Il y a exception pour les *chauves-souris* et les *salamandres*, chez lesquelles les deux os sont à peu près égaux, mais simplement, parce que l'apophyse olécrâne, au lieu d'être soudée comme un bras de levier, est libre et distincte à la manière d'un sésamoïde ou comme une rotule des membres thoraciques.

La longueur relative des os de l'avant-bras est d'autant plus Longueur relative. grande, que la main est plus courte et plus parfaite.

Le tableau suivant vient à l'appui de cette loi générale :

Tableau comparatif de la longueur des os de l'avant-bras
et de la main.

	Avant-bras.	Main.		Avant-bras.	Main.
Homme......	0m,245	0m,200	Éléphant.....	0m,620	0m,410
Gibbon (1)....	0,140	0,105	Porc.........	0,190	0,220
Sapajou......	0,100	0,075	Girafe........	0,620	0,880
Chauve-souris.	0,055	0,100	Bœuf.........	0,520	0,585
Ecureuil......	0,035	0,042	Mouton.......	0,170	0,240
Rat.........	0,025	0,018	Chèvre.......	0,180	0,250
Lièvre.......	0,104	0,065	Cheval.......	0,560	0,450
Lapin.......	0,070	0,046	Ane.........	0,290	0,545
Chat........	0,095	0,080	Mulet.......	0,540	0,415
Chien.......	0,200	0,165			

Ce tableau démontre aussi que l'avant-bras est plus court que la main dans les mammifères ongulés, tandis que c'est généralement le contraire chez les onguiculés.

Il est, du reste, facile de constater, comme il a été dit plus

(1) Ce gibbon (*hilobates agilis*) de Sumatra, était un jeune sujet.

haut, que l'avant-bras l'emporte d'autant plus en longueur sur la main que celle-ci est plus parfaite. En effet, chez l'*éléphant*, l'avant-bras est d'un tiers plus long que la main ; dans la *girafe*, c'est au contraire la main qui est d'un tiers plus longue.

On voit, en outre, que l'avant-bras est plus long que la main, lorsque celle-ci est employée à la préhension, et que c'est le contraire lorsque la main ne fait que supporter le poids du corps. Ainsi, l'avant-bras est d'un quart plus long que la main dans les *singes*, et d'un quart plus court dans le *mouton*, etc.

On remarque, enfin, quelques particularités qui semblent commandées par les besoins fonctionnels.

Dans le *lièvre*, par exemple, la longueur de l'avant-bras, comparée à celle de la main, est relativement plus grande que chez l'*homme*.

C'est une des conditions qui, chez les quadrupèdes, favorise la rapidité de la course, parce que l'étendue de terrain embrassée à chaque pas est d'autant plus grande que l'avant-bras est plus long. La même observation s'applique à des animaux de même espèce, mais de race différente, et dont les allures sont plus ou moins rapides. C'est ainsi que l'avant-bras est plus long dans le lévrier que dans les autres chiens, plus long aussi dans le cheval de course que dans le cheval de trait. De cet allongement de l'avant-bras, il résulte d'abord que ce rayon décrit inférieurement un plus grand arc de cercle et qu'ensuite la main, ayant moins de longueur, doit se relever et s'abaisser plus rapidement. Ces conditions mécaniques, jointes à une grande énergie musculaire, à des formes élancées, peuvent produire la plus grande somme de vitesse accordée aux quadrupèdes, celle, par exemple, qui permet à un cheval de franchir un kilomètre en une minute.

II. DU RADIUS.

Extrémité supérieure. *L'extrémité supérieure* du radius est moins renflée que l'extrémité inférieure dans les espèces à radius mobile ou simplement libre, mais non dans les animaux à radius soudé. Il en est ainsi, d'après la loi de destination, qui imprime toujours aux moyens des modifications en harmonie avec le but final. En effet, pour que le radius puisse facilement tourner autour du cubitus, il faut que ses connexions avec l'humérus soient restreintes à une surface peu étendue sur laquelle il doit pivoter. Si au contraire le radius n'est pas mobile, s'il passe à l'état de colonne, ne faut-il pas que son extrémité supérieure se renfle et s'élargisse, afin d'augmenter les points de contact et de soutenir plus efficacement le poids du corps transmis par l'humérus.

Mais, dans ce dernier cas, la solidité n'est pas toujours la seule condition à remplir. Il faut quelquefois qu'une certaine somme de souplesse lui soit adjointe, comme on le voit dans le genre *canis*. Alors l'extrémité supérieure du radius, au lieu de s'articuler avec toute la surface humérale, n'est en rapport qu'avec le condyle et une partie de la trochlée, dont le reste est supporté du côté interne par le cubitus.

C'est ainsi que l'extrémité supérieure du radius se modifie dans sa forme, ses dimensions et ses connexions, afin de s'approprier aux différents besoins fonctionnels.

En conséquence, chez l'*homme*, elle est peu volumineuse, circulaire et creusée en *cupule* qui joue seulement sur le condyle huméral. Dans les quadrupèdes, à mesure qu'ils sont plus éloignés de l'homme, l'extrémité supérieure du radius devient plus forte et s'allonge transversalement par l'adjonction, soit d'une portion, soit de la totalité de l'apophyse coronoïde du cubitus. La surface articulaire conserve sa cupule, plus ou moins comprimée latéralement, mais toujours appliquée sur le condyle ; quant aux plans ajoutés, ils se moulent sur une partie de la trochlée (*chat, chien*) ou sur toute cette surface, comme dans le *lièvre*, le *porc*, les *ruminants* et les *équidés* ; et alors le radius, à l'exclusion du cubitus, sert de support à l'os du bras. Dans ce dernier cas, au lieu d'un contact superficiel permettant des mouvements de latéralité, comme on le voit dans l'homme, les singes et les carnassiers, les surfaces articulaires s'emboîtent réciproquement et jouent dans le sens

Cupule.

Partie coronoïdienne.

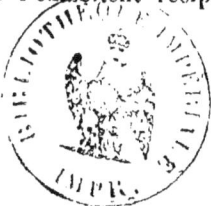

antéro-postérieur, avec la précision d'une charnière large et serrée qui s'oppose à toute déviation latérale. En même temps, chez les espèces lourdes, comme le *porc*, les *ruminants* et les *équidés*, on remarque que la dépression supportant le bord interne de la poulie humérale est très-élargie et aussi étendue à elle seule que le reste de la surface articulaire : disposition qui a évidemment pour but de soutenir avec plus d'efficacité le poids du corps dont la pression est toujours plus considérable du côté interne.

Bec
coronoïdien.

Une conséquence nécessaire de ce que le radius peut emprunter au cubitus une partie ou la totalité de l'apophyse coronoïde, c'est que le *bec* antérieur de cette apophyse, qui, chez l'*homme*, appartient au cubitus, est transporté, chez les quadrupèdes, à l'extrémité supérieure du radius. Mais il conserve toujours sa position essentielle, à la partie antérieure du relief qui est reçu dans la gorge de la trochlée humérale.

Facette
sigmoïdienne.

Pour favoriser le glissement du radius sur le cubitus, il y a, chez l'*homme*, sur le contour postérieur et interne de la cupule radiale, une petite surface convexe et semi-circulaire qui joue sur la petite échancrure sigmoïde du cubitus, d'arrière en avant pour le mouvement de supination, et d'avant en arrière pour la pronation.

Cette facette offre à peu près la même disposition chez les *carnassiers*, mais elle n'occupe que le tiers de la circonférence totale, et elle est presque entièrement taillée sur la portion coronoïdienne cédée par le cubitus au radius.

Dans les espèces chez lesquelles la mobilité des deux os de l'avant-bras est très-restreinte, comme chez le *lièvre* et le *porc*, et même lorsque cette mobilité est à peu près nulle par suite de soudures plus ou moins étendues, comme chez les *ruminants* et les *équidés*, il est remarquable de voir persister cette facette sigmoïdienne, dépourvue de son rôle physiologique. Dans tous ces animaux, elle est double, c'est-à-dire divisée en deux facettes, qui, au lieu d'être latérales, sont tout-à-fait postérieures, pour répondre au cubitus placé en arrière : il y en a une de chaque côté du plan médian, et elles sont séparées

par un relief , à insertions ligamenteuses , reçu dans une dépression du cubitus , ce qui , en augmentant la coaptation des
deux os et la solidité de leur union , vient encore diminuer la
possibilité des mouvements de l'un sur l'autre.

Chez l'*homme* , la cupule du radius est supportée par un *col* Col.
cylindrique , rétréci , long de 2 centimètres , et remarquable
par sa direction oblique en bas et en dehors , contrairement à
celle du corps de l'os ; il en résulte une légère coudure qui , en
agrandissant l'espace interosseux , favorise l'indépendance et la
mobilité du radius.

Dans le genre *felis* , ce *col* est encore bien marqué ; mais
déjà il est moins long , moins rétréci et un peu comprimé d'a-
vant en arrière. Bien que légères , ces modifications établissent
le passage entre ce qui existe chez l'homme et ce qu'on observe
dans les mammifères à radius peu ou point mobile. Déjà ,
chez le *chien* , et par conséquent aussi dans les quadrupèdes
inférieurs , le *col* du radius est très-court et se confond avec
le corps par sa direction , son diamètre et sa forme comprimée d'avant en arrière. En conséquence , dès que , par le
resserrement de l'espace interosseux , la mobilité du radius
tend à disparaître , on peut dire que le *col* de cet os n'existe
plus.

Un fait digne de remarque dans l'étude comparative du ra- Corps.
dius , c'est la grande analogie que présente le *corps* de cet os ,
chez les différentes espèces , sous le rapport de sa configuration
générale. Presque toujours comprimé d'avant en arrière , il est
demi-cylindrique antérieurement et aplati postérieurement. Les
comparaisons deviennent donc faciles , pourvu que l'on applique au radius de l'homme les mêmes désignations qui servent à
distinguer les faces et les bords de cet os chez les quadrupèdes.
C'est ainsi que , la main étant tournée en pronation par simple
rotation du radius , on reconnaîtra que la véritable *face anté-*
rieure de ce rayon est constituée par tout ce qu'on appelle ordinairement *face externe , bord postérieur* et *face postérieure ;*
quant aux autres termes , il suffira de les inverser pour établir
leur concordance générale.

Ordinairement plus renflé en bas qu'en haut , le corps du radius est quelquefois arqué à concavité externe : cette disposition qui élargit l'espace interosseux , doit , comme nous l'avons vu déjà , coïncider avec une plus grande mobilité radiale ; aussi ne la rencontre-t-on que chez l'*homme* , les *singes* et les *chats* , et non dans les espèces inférieures.

En outre , le corps du radius est généralement arqué à concavité postérieure ; cette incurvation , peu prononcée dans l'*homme* et les *carnassiers* , l'est davantage dans les *ruminants* , le *porc* , les *équidés* et surtout chez le *lièvre*.

Extrémité inférieure. L'*extrémité inférieure* du radius est toujours renflée pour offrir aux os carpiens une plus large surface d'appui et de glissement , ainsi que pour écarter du parallélisme les tendons des muscles qui passent à sa périphérie.

Surface corpienne. La *surface carpienne* de cette extrémité est élargie transversalement et généralement composée de deux plans , simplement concaves dans l'*homme* , les *rongeurs* et les *carnassiers* , concaves en avant et convexes en arrière dans le *porc* , les *ruminants* et les *chevaux*. Dans ces dernières espèces , une arête bien prononcée délimite les deux plans , ajoute à l'engrénement réciproque des surfaces et conséquemment à la solidité de la jointure. Cette arête est , au contraire , à peine marquée chez l'*homme* et les *rongeurs ;* et elle disparaît complétement chez les *carnassiers* , en raison de la soudure des deux os carpiens répondant aux deux facettes du radius.

Chez les *ruminants* et surtout dans le *porc* , les deux plans de la surface carpienne sont remarquables par leur obliquité en arrière et en dedans : ce qui détermine dans ce même sens la flexion de la main habituellement portée en dehors. On voit aussi , dans ces animaux , que la surface articulaire est obliquement coupée en bas et en dedans , de manière à rejeter l'appui du côté interne et à briser son action directe en la décomposant. Cette dernière disposition ne se rencontre pas chez les chevaux , parce qu'elle aurait nui à la précision des mouvements et à la rapidité des allures.

Mais quelles que soient les modifications apportées dans la

forme ou l'étendue de cette grande surface diarthrodiale, les connexions ne sont pas changées. Toujours les deux plans carpiens du radius répondent l'un au semi-lunaire et l'autre au scaphoïde. Seulement, chez le *porc* et les *ruminants*, il y a du côté externe un petit plan secondaire qui s'appuie sur une portion de l'os pyramidal ; mais ce n'est là qu'une particularité sans importance.

Sur le côté externe de l'extrémité inférieure du radius, on voit une petite échancrure destinée à glisser sur le devant de l'extrémité inférieure du cubitus, pour les mouvements de pronation et de supination. Bien marquée dans l'*homme*, les *singes* et les *carnassiers*, même chez le *chien*, elle est réduite, chez le *porc*, à une très-petite facette ; et elle disparaît chez les *ruminants* et les *équidés*, par suite de la soudure précoce de l'extrémité inférieure des deux os. *(Echancrure cubitale.)*

Du côté interne est l'*apophyse styloïde* du radius. Bien prononcée dans l'*homme* et les *carnassiers*, elle est épaisse et courte chez le *porc* et les *ruminants*, et à peu près nulle dans les *équidés*. Mais, dans tous, la face externe de ce prolongement concourt à la formation de la grande surface articulaire, et répond à l'os scaphoïde. *(Apophyse styloïde.)*

Sur le devant de l'extrémité inférieure du radius, on voit toujours trois coulisses tendineuses. Les deux principales sont antérieures, et leur crête intermédiaire est forte. L'*externe* est destinée au tendon de l'extenseur commun des doigts, et, en dedans, à ceux de l'extenseur propre de l'index et du long extenseur du pouce ; l'*interne* est propre aux deux radiaux. Quant à la troisième coulisse, elle est plus rapprochée du côté interne ; plus étroite que les deux autres, elle descend obliquement derrière l'apophyse styloïde, et elle sert au glissement des tendons du long abducteur et du court extenseur du pouce. *(Coulisses tendineuses.)*

Dans l'*homme*, chacune de ces trois coulisses est divisée en deux : la division est légèrement marquée dans les deux internes, mais très-évidente pour l'externe. — Dans tous les quadrupèdes, les trois coulisses sont indivises. Elles sont bien sculptées chez les *carnassiers*, les *rongeurs* et les *équidés*, tandis que chez le *porc* et les *ruminants* la coulisse des radiaux est seule bien prononcée; les deux autres sont très-superficielles. — Mais ici, ce qu'il y a de plus remarquable, c'est la distribution, constamment la même, de toutes ces cordes tendineuses dans les coulisses radiales, chez l'homme et chez les mammifères les plus éloignés.

III. DU CUBITUS.

L'extrémité supérieure du cubitus, toujours taillée en pyramide renversée, a pour base fondamentale une colonne prismatique, sorte de fût surmonté d'une apophyse montante appelée *olécrâne*, et renflé en avant par une saillie plus ou moins développée, dite *apophyse coronoïde*.

Olécrâne. *L'olécrâne*, bras de levier du triceps brachial, est court et cubique chez l'*homme*. Il s'aplatit latéralement chez les quadrupèdes, et acquiert une grande longueur dans le *porc*, les *ruminants* et les *équidés*.

Le *bec* olécrânien, qui, chez l'*homme*, termine en avant le sommet, est toujours situé plus bas dans les quadrupèdes; en outre, il est plus prolongé en crochet dans la cavité postérieure de l'humérus, où il s'emboîte profondément, afin que, pendant la station, la jointure puisse mieux résister aux déviations latérales que tend à produire le grand poids du corps.

Apophyse coronoïde. *L'apophyse coronoïde* de l'*homme* est complète, et la *grande échancrure sigmoïde* est creusée moitié sur le devant de l'olécrâne et moitié sur la face supérieure de cette apophyse coronoïde qui répond à toute la trochlée de l'humérus.

Dans les *quadrupèdes*, l'apophyse coronoïde se réduit, et, comme nous l'avons vu précédemment, elle passe au radius à mesure que ce rayon, devenant plus volumineux et plus serré contre le cubitus, est plus apte à constituer une colonne de soutien qu'à effectuer le mouvement nécessaire à la supination.

Ainsi, dans les *carnassiers*, l'apophyse coronoïde perd sa moitié externe, sauf la portion la plus postérieure : de sorte qu'au lieu de se mouler sur toute la trochlée numérale, comme chez l'*homme*, cette apophyse n'en supporte plus que la moitié interne. La disposition est essentiellement la même dans les *chats* et dans les *chiens*. Et si le radius de ces derniers est beaucoup moins mobile sur le cubitus, cela tient à ce que les deux os sont plus rapprochés l'un de l'autre.

Mais, dans les espèces dont le radius ne joue que peu ou point sur le cubitus, la trochlée humérale repose entièrement sur le radius, auquel s'est réunie la partie coronoïdienne de la grande échancrure sigmoïde, et le cubitus ne forme plus de cette échancrure que la portion olécrânienne. C'est ce qui existe dans le *lièvre*, le *porc*, les *ruminants* et les *équidés*. D'après cela, on admet généralement que, dans ces animaux, le cubitus est totalement dépourvu de son *apophyse coronoïde*. Il est cependant facile de reconnaître que, chez tous, cette apophyse persiste, mais réduite à sa portion la plus reculée. C'est un relief transverse, plus ou moins saillant à ses extrémités. Le plan supérieur concourt encore à former la grande échancrure sigmoïde. Et, ce qui suffirait à caractériser ce reste d'apophyse coronoïde, c'est que, sur le plan inférieur se trouve toujours taillée la facette simple ou double qui constitue la *petite échancrure sigmoïde*. Elle est simple et très-analogue à celle de l'*homme*, mais tournée en dehors et en avant, dans les *carnassiers;* tandis qu'elle est double et tout-à-fait tournée en avant dans le *lièvre*, le *porc*, les *ruminants* et les *équidés*.

Le *corps* du cubitus a généralement la forme d'un prisme à trois pans. A peu près rectiligne dans l'*homme* et les *chats*, il est déjà un peu arqué à concavité postérieure dans le *chien;* et cette incurvation devient très-prononcée, comme du reste celle du radius, dans le *lièvre*, le *porc*, les *ruminants* et les *équidés*. A mesure que la courbure du cubitus augmente, on voit cet os se rapprocher du radius, s'appliquer contre sa face postérieure et son bord externe, et même s'y souder dans une

Corps.

plus ou moins grande étendue. Mais, dans tous ces cas, l'espace interosseux ne disparaît jamais complétement : en général, il persiste en haut et en bas, de manière à former deux arcades vasculaires bien évidentes chez les *ruminants*, le *porc* et les *équidés*. On remarque aussi que ces deux arcades sont reliées par une gouttière longitudinale, dite *interosseuse*, creusée sur le côté externe du cubitus, peu prononcée dans les *chevaux*, mais très-marquée dans les *ruminants*. Chez le *porc*, cette gouttière, tout-à-fait comprise entre les deux os de l'avant-bras, est convertie en un véritable canal interosseux, qui n'a pas encore été signalé dans les ouvrages d'anatomie comparée.

Le volume du cubitus diminue du haut en bas. Sous ce rapport, les *équidés* sont remarquables en ce que le cubitus est très-grêle dans sa partie centrale : il est fréquemment prolongé en bas par un cordon fibreux ; mais souvent aussi, et surtout chez l'*âne* et le *mulet*, la petite colonne osseuse descend, sans interruption, jusqu'à son renflement inférieur. Il en est de même pour le *péroné* aux membres pelviens. On ne peut donc pas admettre avec M. de Christol, que les *chevaux* diffèrent des *hipparions* en ce qu'ils ont le cubitus et le péroné interrompus vers le tiers inférieur.

Extrémité inférieure.

En général, l'*extrémité inférieure* du cubitus est peu renflée. — Tant qu'il n'y a pas de soudure entre les deux os, elle porte une facette pour le glissement même très-restreint du radius, puisqu'elle existe encore chez le *porc*.

L'*apophyse styloïde*, si distincte chez l'*homme*, se confond chez les quadrupèdes avec la tête articulaire : il en résulte une surface taillée en biseau dans les *carnassiers*, moins oblique dans le *porc*, et les *ruminants*, arrondie dans le *lièvre* et condyloïde dans les *équidés*.

Coulisses.

Sur le côté externe, il y a essentiellement deux coulisses verticales : l'*antérieure* est réservée au tendon de l'extenseur du petit doigt, et la *postérieure* à celui du cubital externe. Ordinairement on n'en voit qu'une qui, chez l'*homme* et les *carnassiers*, est la *postérieure*, celle du cubital externe ; tandis que, chez le *lièvre*, les *ruminants* et les *équidés*, c'est l'*anté-*

rieure, celle de l'extenseur propre du petit doigt. D'après celà, on pourrait croire au premier abord que, chez les uns et chez les autres, la même coulisse sert au glissement d'un tendon différent. Mais l'erreur n'est plus possible, lorsqu'on voit les deux coulisses exister simultanément, comme chez le *porc*.

Si la coulisse *postérieure* n'est pas reproduite dans les ruminants et les *équidés*, c'est que le tendon du cubital externe glisse sur le pyramidal (*ruminants*) ou sur le pisiforme (*équidés*).

Quant à la coulisse *antérieure*, lorsque la grande mobilité des os de l'avant-bras pourrait nuire à la direction et au jeu de l'extenseur du petit doigt, le tendon passe plus particulièrement sur le rebord externe de l'extrémité inférieure du radius, par exemple, dans l'*homme* et les *chats*; et alors la coulisse est pour ainsi dire nulle. Si, au contraire, il y a peu ou point de mobilité, le tendon glisse entre les deux os, comme dans le *chien*, ou tout-à-fait sur le cubitus, comme dans le *lièvre*, le *porc*, les *ruminants* et les *équidés*; mais, dans aucun de ces derniers quadrupèdes, la coulisse antérieure n'est aussi prononcée que dans les *équidés*.

Enfin, la surface inférieure ou *carpienne* de la *tête* du cubitus présente toujours les mêmes connexions articulaires, bien qu'elle soit modifiée dans sa forme et son degré de liberté ou de soudure : elle répond toujours au pyramidal et, de plus, chez les quadrupèdes, au pisiforme par une facette postérieure.

Plan carpien.

On retrouve ces mêmes connexions chez les *équidés*, malgré la soudure si précoce et si marquée de l'extrémité inférieure du cubitus avec celle du radius. Souvent les plans carpiens de ces deux os sont confondus en un seul ; mais souvent aussi un léger sillon indique la trace de leur séparation ; et toujours une forte entaille postérieure délimite très-bien ce qui appartient au cubitus. Il est donc inexact de dire, comme on le fait généralement, que le cubitus des *chevaux* est réduit à ses deux tiers supérieurs, et qu'il manque d'extrémité inférieure.

J'ai déjà eu l'occasion d'émettre cette appréciation dans un travail précédent. De son côté, M. de Christol, professeur à la Faculté de Dijon, est arrivé au même résultat. Je l'ai su depuis, et je m'estime heureux de m'être rencontré, sous ce rapport, avec un savant aussi distingué dans les recherches ostéologiques.

En présence d'une constatation si facile à établir, on se demande comment ce fait — et tant d'autres — sont restés si longtemps méconnus. C'est là une question de principes. Les idées justes sont simples, dit-on ; mais, s'il est vrai, comme le pensait Laplace, qu'elles sont généralement les dernières que l'on découvre, et que l'on applique, cela ferait comprendre pourquoi la Vérité est ordinairement si lente à nous faire ses révélations.

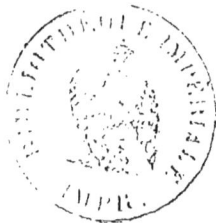

Toulouse, Imprimerie de J.-M. DOULADOURE, rue Saint-Rome, 41.

www.ingramcontent.com/pod-product-compliance
Lightning Source LLC
Chambersburg PA
CBHW070207200326
41520CB00018B/5535